Pascale Aranzasti

Vivez en harmonie avec la nature en pratiquant l'Ancrage à la Terre

AF153328

Pascale Aranzasti

Vivez en harmonie avec la nature en pratiquant l'Ancrage à la Terre

Éditions Vie

Cover image: www.ingimage.com

Publisher:
Éditions Vie
is a trademark of
Dodo Books Indian Ocean Ltd. and OmniScriptum S.R.L publishing group

120 High Road, East Finchley, London, N2 9ED, United Kingdom
Str. Armeneasca 28/1, office 1, Chisinau MD-2012, Republic of Moldova, Europe
Managing Directors: Ieva Konstantinova, Victoria Ursu
info@omniscriptum.com

Printed at: see last page
ISBN: 978-3-639-61964-5

Pascale Aranzasti

Vivez en harmonie avec la nature en pratiquant «l'Ancrage à la terre»

Table des Matières

Remerciements

Un tendre remerciement à ma terre d'accueil et d'adoption que j'affectionne particulièrement. Merveilleuse île de La Réunion, perle sacrée de l'océan indien, pourvue d'une majestueuse nature et d'un puissant « sanctuaire énergétique ».

Terre de toutes les réunions : du métissage d'un peuple généreux et accueillants, à la confluence des éléments naturels et énergétiques.
Perle sacrée d'une beauté à couper le souffle !

Un chaleureux Merci à ma famille de cœur qui m'accompagne et m'encourage sur ce nouveau chemin de vie. Tendresse particulière à mes parents et dédicace spéciale à mon petit papillon.

L'argent, le travail, la famille, l'endettement, la santé sont autant de maux qui rythment la société, que de sujets de préoccupations dans le quotidien de chacun d'entre nous.

Parfois vous manquez d'énergie, vous êtes stressé, mal dans votre peau, vos batteries sont à plat. Vous galopez partout entre le travail, les obligations familiales. Lorsque vous le pouvez, vous foncez à la piscine, au parc ou bien dans une forêt , vous ramassez des coquelicots, des champignons. Vous prenez tout simplement un bol d'air pour souffler, sachez que c'est un réflexe naturel et vital.

Avec ce guide et ces exercices pratiques vous comprendrez mieux la relation de l'être humain avec la nature par définition votre relation avec la terre et son environnement.

Vivre en harmonie avec la nature, c'est avant tout apprendre les techniques d'ancrage à la terre appelé également « l'ancrage énergétique ».

L'ancrage permet et favorise un développement psychique, physiologique et spirituel.

Ainsi vous intégrez l'ancrage énergétique dans votre quotidien comme vos repas et vos brossages de dents.

Ces exercices d'ancrage à la terre sont source de bonne santé et de vitalité.

Comprendre l'ancrage à la terre
(l'ancrage énergétique)

L'être humain est en étroite relation et en interaction avec son environnement donc avec le reste de la planète, de l'univers, de la nature.

Toute matière visible ou invisible (infiniment petit) est de l'énergie concentrée. Les traditions orientales décrivent de nombreuses «lignes» de l'être humain.

Nous avons simplifiez et adapter nos manières de penser occidentales depuis les années 1980 en dessinant ces lignes de manière très accessible et facile à comprendre.

Ces lignes sont en définitive des corps énergétiques qui se chevauchent autour du corps physique, de l'enveloppe charnelle.

La *présentation simplifiée des différents corps énergétiques de l'être humain*
(Selon M.L Labonté)

Le corps physique: enveloppe de matière organique et électromagnétique (**Rouge**),

Le corps éthérique: corps de la vitalité, l'enveloppe est faire de l'énergie vitale (**Orange**)

Le corps mental: lieu des réflexions, c'est l'enveloppe de l'intellectuel objectif incluant la logique, le raisonnement, la discrimination ou le jugement. (**Vert**)

Le corps causal: l'enveloppe est composée de quiétude et de joie, il révèle l'orientation générale de la vie de la personne, siège de l'intelligence, discernement, Ego ou Esprit. (**Bleu Turquoise**)

Le corps émotionnel ou astral: l'enveloppe est composée des sensations et des émotions, lieu des impressions composé des désirs. (**jaune**)

Le corps bouddhique: corps spirituel qui contient l'éveil à la dimension universelle. (**bleu Marine**)

Le corps divin : le lien ultime entre l'être divin et la conscience universelle. (**Violet**)

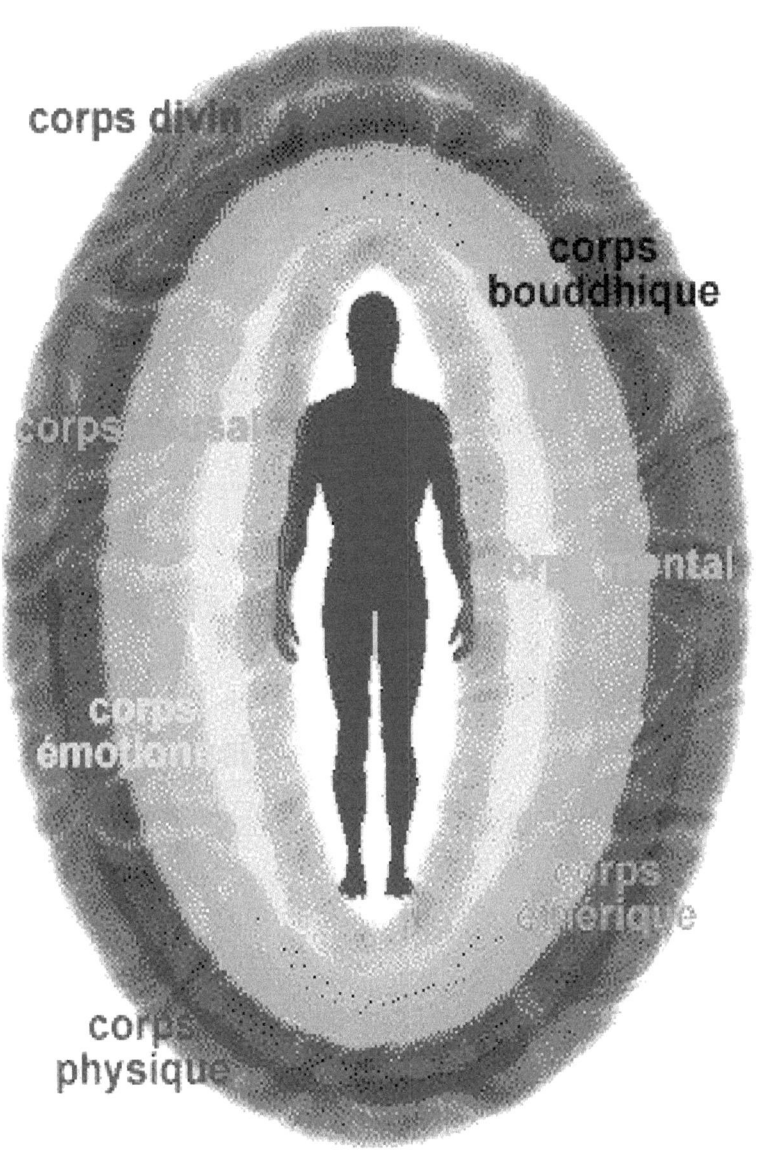

corps divin

corps
bouddhique

corps ~~causal~~

~~corps~~ ~~mental~~

corps
émotionnel

corps
éthérique

corps
physique

Le corps éthérique est le support des chakras. L'étude des chakras est un sujet extrêmement large, cette science très ancienne de 5000 ans nous vient des sages Rishis de l'inde ancienne.

Pour vous donner une image simple et pratique, on peut dire que les chakras sont de véritables «paraboles», elles mettent en contact le corps humain avec tout ce qui l'entoure dont la principale source d'énergie venant de la terre et du cosmos (La terre se trouve dans le micro cosmos).

Les chakras se présentent comme des «roues d'énergie» (Traduction en sanskrit).

En médecine tantrique les chakras sont définis comme étant de véritables centres d'énergie vitale.

Les sept principaux chakras sont*:*

Sanskrit	*traduction française*	*localisation*
1.Mulhadhara	*racine ou base*	*entre sexe et anus*
2.Swadhisthana	*hara*	*en dessous du nombril*
3.Manipura	*plexus solaire*	*creux de l'estomac*
4.Anahata	*cœur*	*région du cœur*
5.Vishudda	*gorge*	*gorge*
6.Ajna	*conscience-3è œil*	*entre les sourcils*
7.Sahasrara	*couronne*	*sommet du crâne*

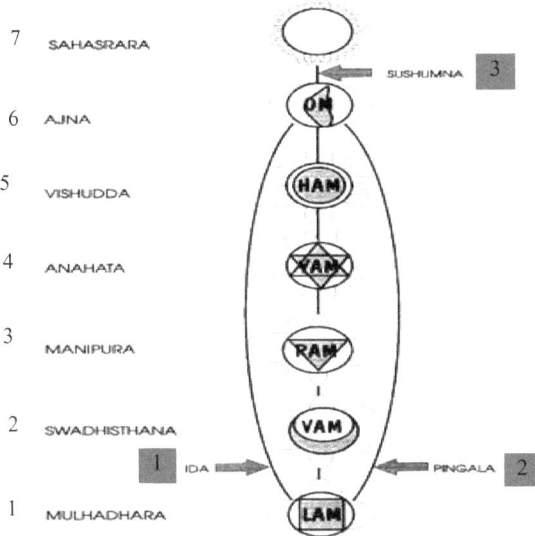

CHAKRAS ET NADIS

7 SAHASRARA

6 AJNA

5 VISHUDDA

4 ANAHATA

3 MANIPURA

2 SWADHISTHANA

1 MULHADHARA

SUSHUMNA   3

OM

HAM

YAM

RAM

VAM

LAM

1 IDA   →   ←   PINGALA   2

Les trois nadis :

Ils composent le squelette énergétique de l'être humain en agissant sur le psychophysiologique, le comportement, les fonctions organiques et métaboliques.

1. *Ida*
2. *Pingala,*
3. *Sushumna*

Pour mieux comprendre sachez que la représentation symbolique des chakras sont des calices de fleurs avec des pétales de la forme d'un entonnoir. Les pétales représentent les nadis qui sont les canaux énergétiques par lesquels circule l'énergie vitale.

Comprendre en s'amusant, Essayez alors de replacer le nom des sept chakras et tracez les trois nadis en rouge sur cette représentation.

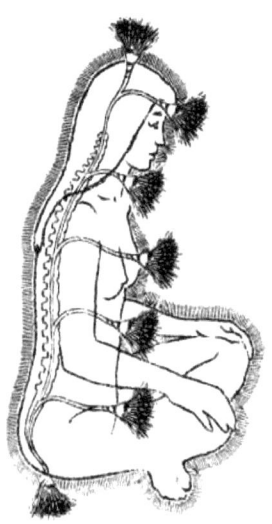

Sachez qu'il existe également <u>les marmas</u>, ces chakras dont on parle beaucoup moins sont tout aussi important. Ils se situent dans la paume de la main, aux extrémités des doigts et sous la plante des pieds.

Même si vous n'êtes pas des spécialistes, des énergéticiens en herbe, vous devez savoir que ce système énergétique est indispensable dans notre vie.
Les « roues d'énergie » correspondent respectivement à une situation sur notre corps physique, un élément de la nature, un organe des sens, une couleur, un symbole ou une forme géométrique, une thérapeutique ou une méditation, une posture de yoga, un son, des pétales de fleur, des heures de sommeil.

On ne manipule pas les énergies n'importe comment, tout le travail sur les corps énergétiques passe par celui du corps physique.

La priorité pour l'être humain est la terre qui reste la base incontournable de tout équilibre.

C'est donc par le physique que nous pouvons approcher les corps subtils c'est à dire les lignes énergétiques. C'est aussi modifier nos énergies et comprendre notre être fondamental.

Un déséquilibre de canaux ou de chakras entraînent un déséquilibre sur le corps physique ou le corps émotionnel et le corps mental.

La pratique de l'ancrage à la terre permet de puiser l'énergie vitale et de travailler sur les sept principaux chakras et les trois nadis.

Plus vous aurez d'éléments naturels autour de vous plus votre ancrage sera efficace et harmonieux.

Les différents éléments de la nature et leurs symboles

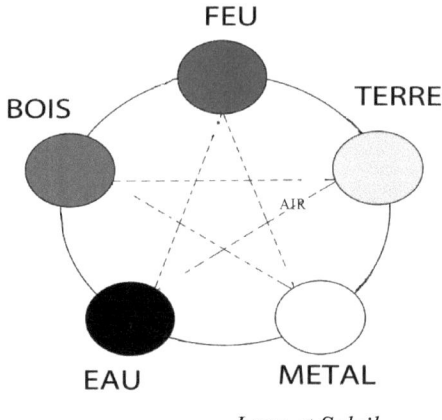

Lune et Soleil

Les correspondances avec les corps, chakras et nadis

Éléments		*Corps &*	*Couleur*	*Chakras ou nadis*
La terre	▽	*Physique*	*Rouge*	*Mulhadhara (racine)*
				Ida (canal gauche)

Les bienfaits : stimule la réflexion et le fonctionnement du système lymphatique, de la prostate, de la vessie et des membres inférieurs. Influence le système nerveux.

Correspondance couleur jaune à la terre

Éléments		Corps &	Couleur	Chakras ou nadis
L'eau	▽	Émotionnel	Orange	Swadhisthama
				Ida (canal gauche)

Les bienfaits : favorise une sexualité épanouie et les émotions, stimule le fonctionnement des organes sexuels et la reproduction. Évacuation des peurs, du sentiment de culpabilité.

Correspondance couleur noire à l'eau

Le feu	△	Astral	Jaune	Anahata (plexus)
				Pingala (canal droit)

Les bienfaits : sur les émotions, évacuation des idées noires, des pensées négatives (tension nerveuse, angoisse, anxiété, stress) acquisition d'un bien être, maîtrise de soi, idées claires et positives, confiance en soi, joie de vivre. Stimule le fonctionnement du cœur et de l'intestin grêle.

Correspondance couleur rouge au feu

Éléments		Corps &	Couleur	Chakras ou nadis
L'air	△	Mental	Vert	Manipura Pingala (canal droit)

Les bienfaits : Sur les émotions et l'amour. Stimule le fonctionnement de la circulation sanguine, des poumons. Favorise les capacités de raisonnement, d'analyse et de logique.

Correspondance couleur blanche à l'air

Le bois	Éthérique	Bleu ciel	Vishudda

Les bienfaits : Favorise la communication, évacuation de la colère et des conflits, stimule le fonctionnement de la gorge et du cou, bras et mains.

Correspondance couleur verte au bois

Éléments	Corps&	Couleur	Chakras ou nadis

Manipoura
Le soleil ◯ *astral* *jaune* *Pingala (canal droit)*
représente l'inconscient
constitue le supra mental

Les bienfaits : *favorise les capacités de raisonnement, d'analyse et de logique. En relation directe avec le système nerveux. Contrôle l'énergie digestive.*

Correspondance couleur rouge au soleil

La lune ⌓ *Bleu* *Ida (canal gauche)*

Les bienfaits : *favorise un fonctionnement harmonieux du subconscient, évacuation des peurs et des limites. Stimule le système nerveux et parasympathique.*

Correspondance couleur bleu à la lune

Vous connaissez maintenant l'ensemble de votre système énergétique. Sachez que les nadis, les marmas et les chakras captent les énergies vitales par l'intermédiaire du «Prana».

Le prana est l'énergie universelle et vitale qui imprègne tout et que tous les êtres vivants absorbent par l'air qu'ils respirent. L'Énergie de la lumière est composée de fines particules lumineuses parfois visibles à l'œil nu par très beau temps.

Le système énergétique de l'être humain distribue alors les différentes énergies et les informations nécessaires qui lui parviennent de la terre, du cosmos, c'est à dire de notre environnement immédiat.

Ces énergies sont transformées en fréquence (comme les fréquences de votre radio). Elles sont nécessaires aux diverses lignes énergétiques du corps.

La confluence des lignes s'effectuent à travers les trois principaux nadis et les quelques 72000 canaux secondaires.

Et vous sur quelle fréquence êtes-vous?

En quelques lignes, décrivez à ce moment précis votre état physique et votre état psychique (mental, état d'esprit, stress, angoisse, idées noires).

(Soyez le plus objectif possible)

_____

_____

_____

_____

_____

_____

Maintenant que vous avez décrit vos différents états, amusez-vous à établir les correspondances et reliez les éléments de la nature aux sept principaux chakras et nadis.

Exemple :

État physique / État psychique	douleurs/maux	localisation	chakras/nadis	éléments	Bienfaits/qualité/propriétés
anxiété	spasmes	estomac	pingala	soleil	relation système nerveux contrôle l'énergie digestive
			anahata	feu	évacuation stress, anxiété stimule fonctionnement intestin grêle

_____

_____

_____

_____

_____

Cet exercice permet de vous rendre compte de vos déséquilibres. Il est nécessaire de préciser que l'ancrage à la terre ne remplace pas la médecine conventionnelle, néanmoins c'est une excellente disposition préventive.

Après en avoir pris conscience, vous pouvez ainsi travailler sur vos centres d'énergies de manière simple, pratique et efficace.

En commençant par assurer <u>l'ancrage à la terre</u>, c'est à dire équilibrer et harmoniser <u>le chakra racine</u> (Mulhadhara).

C'est le point de départ et par lui que ce fera le bon fonctionnement du corps physique et que vous abordez l'ensemble de votre système énergétique.

Un manque d'énergies telluriques (vitales) ou bien un excès entraînent des déséquilibres.

L'ancrage qui consiste à s'enraciner à la terre pour y puiser son énergie sert avant tout à équilibrer les deux.

L'ancrage permet de vivre en harmonie avec la nature, et d'être pleinement connecté à la terre, de se nourrir de son énergie vitale tout en évacuant par son biais toute l'énergie néfaste qui nous encombre.

S'ancrer c'est prendre soin de soi pour vivre en pleine conscience le moment présent. C'est rester maître de sa vie, tout en gardant les pieds sur terre et en restant dans le moment présent.

Il est important qu'avant tout travail psychique ou énergétique, il est primordial d'être solidement ancré.
Ainsi vous ne perdrez pas le sens des réalités.

L'ancrage établit des liens solides et durables avec la spiritualité et le développement personnel puis favorise l'apparition d'intuition, d'inspiration en calmant largement le mental.

L'ancrage procure un bien être physique, énergétique et émotionnel.

Les apports et les bienfaits

- Prise de conscience de son corps physique, de ses membres et de lui accorder beaucoup plus d'intérêts et de soins réguliers.

- Les énergies naturelles favorisent une bonne santé et vitalité.

- Protège de toutes les émotions négatives et toute tension nerveuse, (idées noires, blues, mélancolie, angoisse, anxiété, stress)

Cette série d'exercices simples et efficaces va vous permettre d'adopter les techniques d'ancrage à la terre. Vous pouvez dès aujourd'hui les intégrer dans votre vie quotidienne.

Plus vous pratiquerez, mieux vous serez !

Le matin, le midi, le soir, le week-end. Il est important d'aller à son rythme et surtout quand vous vous en sentez le besoin.
Les spécialistes préconisent une à deux fois par jour. Vous ne pourrez plus vous en passer.
Ces exercices sont à la portée de tout le monde.

Mais avant de vous exercer, il est indispensable de connaître votre rapport avec la nature et les différents éléments qui vous entourent.

En quelques lignes, faite le point des éléments qui vous attirent et déterminer vos lieux de prédilection.

Exp: j'adore le soleil et la plage

_____

_____

_____

_____

Quels sont mes lieux de prédilection et les éléments qui m'attirent.

L'océan/mer ▯   Jardin botanique/floral ▯   Soleil ▯

Parc/Jardin ▯   Montagne/randonnée ▯   Lune ▯

Forêt ▯   Rivière/Étang ▯   Bois ▯

Volcan ▯   Torrent/Cascade ▯   Eau ▯

La terre ▯   Métal/air ▯

Vous pouvez ainsi cibler les sites les plus appropriés à vos besoins et vous concentrer sur ces éléments. Si vous vivez dans des grandes villes, contentez vous de ce que vous avez à proximité bien entendu et profitez de vos congés de fin de semaine pour vous évader.

ANCRAGE A LA TERRE
dans la nature au contact direct de la terre
EXERCICE N°1

LA CONCENTRATION

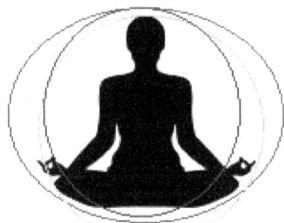

CONCENTRATION

Zen attitude

1. *Prendre une position assise confortable,*

2. *Chassez toutes les mauvaises pensées,les scènes du quotidien (travail, famille) visualisez une grande boîte avec vos pensées à l'intérieur, videz là !!*

3. *Soufflez, respirez RESPIREZ !!!*

4. *Grande inspiration, Grande expiration pendant au moins 10 minutes, plus de 10 minutes si vous avez des difficultés à vous concentrez.*

Que ressentez-vous après cet exercice ?

_____
_____
_____
_____
_____
_____
_____
_____
_____
_____
_____
_____
_____
_____
_____
_____
_____
_____

Soyez attentif à vos différentes réactions ou sensations. Vous pouvez ainsi accorder de l'attention à votre corps physique et votre mental.

ANCRAGE A LA TERRE

EXERCICE N°2

LA VISUALISATION
La technique d'élimination

Les deux positions d'ancrage

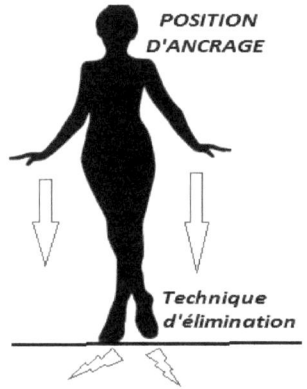

La position debout: *les pieds nus au sol, la tenue debout et droite. La tête est droite.*

Cette position est très inconfortable.

Il est indispensable d'être le plus à l'aise possible.

Essayez tout de même cette position, vous pouvez avoir de délicieuses

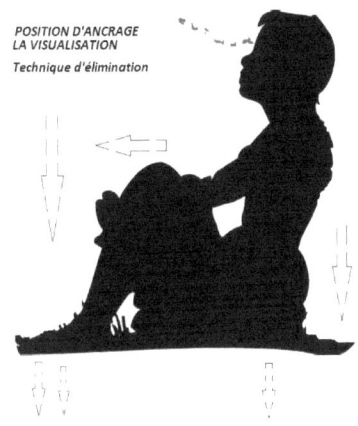

POSITION D'ANCRAGE
LA VISUALISATION
Technique d'élimination

La position assise: la position assise est beaucoup plus confortable. Vous positionnez ainsi les marmas des mains et des pieds sur la terre, ainsi ils sont en contact direct.

Plus il y a de contacts directs, mieux circulent les énergies.
Sachez également qu'il en est de même pour les éléments de la nature: plus il y a d'éléments naturels autour de vous   pendant vos exercices d'ancrage, mieux se fera l'harmonisation.

La visualisation de l'enracinement et de l''élimination :

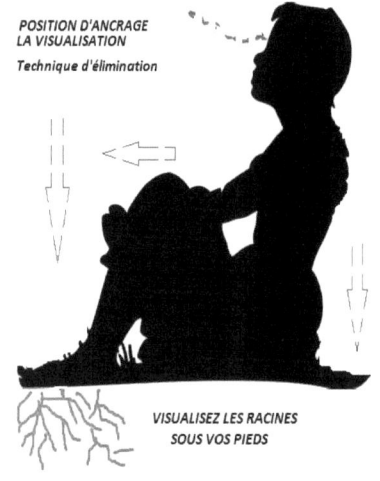

Choisissez la position avec laquelle vous êtes le plus à l'aise.

Nous prenons pour cet exemple la position assise. Imaginez et visualiser des racines sous vos pieds et vos mains, les racines pénètrent profondément au cœur de la terre. Pensez que vos canaux énergétiques évacuent un liquide noir, ce liquide noir correspond à vos mauvaises énergies, stress pensées négatives, événements tristes.

Le temps nécessaires pour cet exercice surtout en début de pratique est d'au minimum 20 minutes, rajouter 10 minutes de travail si votre fatigue est importante.

28

Il est nécessaire d'être à l'écoute de vos sensations lors de cet exercice, prenez
quelques minutes pour décrire ce que vous avez ressenti lors de votre premier travail
d'enracinement et d'élimination. Soufflez 5 minutes !

Exp: Je suis très calme, je me sens très léger(e), j'ai du mal à me concentrer

Premier fois

_____

_____

_____

_____

Deuxième fois:

_____

_____

_____

_____

_____

_____

_____

_____

_____

_____

_____

_____

_____

_____

Mes progrès

_____

_____

_____

_____

_____

_____

_____

_____

_____

Si vous êtes déçu de votre travail, surtout ne vous découragez pas. En début de pratique, il est toujours très compliqué de vider sa tête et de se concentrer. J'insiste en vous témoignant la difficulté d'appuyer sur le bouton «Pause». Vous devez vous armer de patience et d'indulgence en vers vous même. C'est un réel apprentissage.

Si vous êtes satisfait de votre travail alors félicitations ! , c'est un excellent début, vous êtes à l'écoute de votre corps physique et surtout vous êtes dotés d'une grande capacité mentale. Vous avez commencé le travail sur votre concentration donc votre supra mental. C'est atout indéniable !

Vous devez reprendre le travail pour l'exercice de «remplissage»

ANCRAGE A LA TERRE

EXERCICE N°4

LA VISUALISATION
La technique de remplissage

L' ancrage et le remplissage

La visualisation pour le remplissage:

L'ancrage et le remplissage

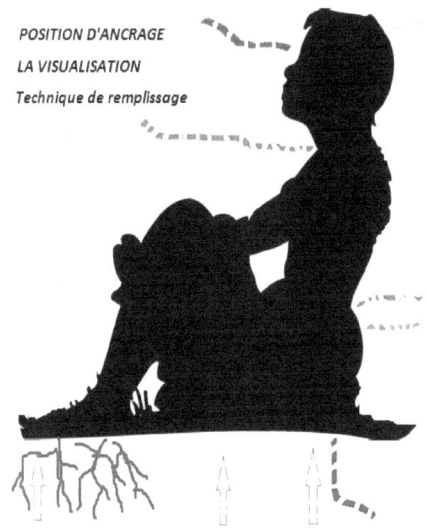

POSITION D'ANCRAGE
LA VISUALISATION
Technique de remplissage

Adoptez ou maintenez votre position, comme pour l'élimination la position assise est très efficace.

Elle permet de «puiser» toutes les énergies environnantes.

Plus il y a d'éléments naturels autour de vous, plus vos centres dénergie (chakras, marmas, nadis) brassent efficacement via les vortex les énergies naturelles.

Ainsi les corps subtils se gorgent également des puissances telluriques.

(couleurs correspondantes aux chakras sur l'illustration)

Ces énergies naturelles universelles sont source de santé et de vitalité.

Visualisez les racines qui poussent sous vos pieds et sous vos mains, elles sont au cœur de la terre, pensez que vous puisez l'énergie représentée par un <u>liquide rouge.</u>

Adoptez ou maintenez votre position, comme pour l'élimination la position assise est très efficace. Elle permet de «puiser» toutes les éergies environnantes. Plus il y a d'éléments naturels autour de vous, plus vos centres d' énergie (chakras, marmas, nadis) brassent efficacement via les vortex les énergies naturelles. Ainsi les corps subtils se gorgent également des puissances telluriques. Ces énergies naturelles universelles sont source de santé et de vitalité.

Visualisez les racines qui poussent sous vos pieds et sous vos mains, elles sont au cœur de la terre, pensez que vous puisez l'énergie représentée par un <u>liquide rouge.</u>

<u>Visualisez la circulation de ces énergies dans vos canaux.</u>

Que ressentez-vous après cet exercice de «remplissage» ?

_____

_____

_____

_____

_____

_____

METHODE PAR L'AFFIRMATION
Renforcer le processus avec la méthode par l'affirmation

<u>*AFFIRMATION EN CONSCIENCE*</u>

Où que vous soyez, quoi que vous faites, pendant vos exercices, vous pouvez renforcez le processus d'ancrage en rajoutant une phrase affirmative ou bien un mantra à votre convenance.

Exemple:

«Dés à présent, je suis solidement ancré(e) à la terre. Je suis dans le moment présent et inébranlable».

Créer votre propre phrase ou mantra d'ancrage à la terre :

_____

_____

_____

_____

_____

Sachez également que vous pouvez avoir chez vous ou portez sur vous les pierres minérales suivantes : Le jaspe rouge, l'agate, l'émeraude, le cristal de roche, le quartz fumé, la tourmaline noire.

Nous vous proposons d'autres exercices très ludiques d'ancrage et très simples à réaliser avec un peu d'humour, nous pouvons vivre et être en harmonie avec la nature et l'univers dans lequel nous évoluons.

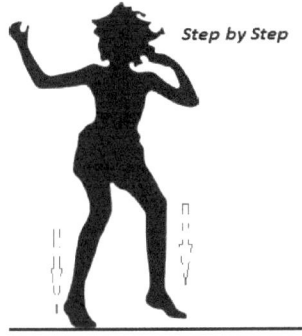

Step by Step

ANCRAGE A LA TERRE

EXERCICES N°5 ET N°6

STEP BY STEP
DANCE FLORE

Exercice Step by step (10 minutes)

Taper des pieds en sautant tout simplement

Les pieds nus de préférence dans la nature.

Que ressentez vous ?

_____

_____

_____

_____

_____

_____

_____

_____

<u>*Exercice Dance Flore*</u> *(10 minutes)*

Danser avec de la musique dans les oreilles en sautant, tournant, déhanchez vous !

Lâcher tout !

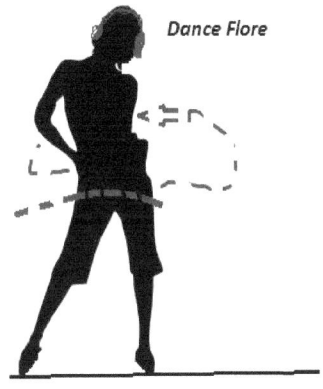

Dance Flore

DEHANCHEZ - VOUS !!!!

Que ressentez-vous ?

_____

_____

_____

_____

_____

_____

_____

_____

_____

_____

Enterrer vos pieds :

Enterrer vos pieds dans la terre ou le sable au moins pendant 15 minutes.

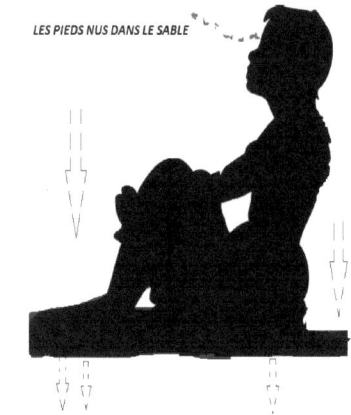

LES PIEDS NUS DANS LE SABLE

Que ressentez-vous ?

_____

_____

_____

_____

_____

_____

_____

_____

_____

Sauter à la corde:

Sauter à la corde, cela vous rappellera aussi votre tendre jeunesse !

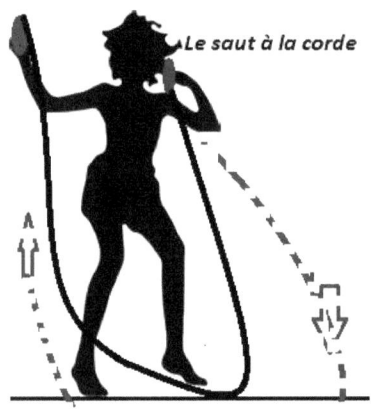

Que ressentez-vous ?

_____

_____

_____

_____

_____

_____

_____

_____

_____

_____

_____

_____

_____

_____

_____

_____

Vous avez maintenant à votre disposition huit exercices simples à réaliser.

Faites le point régulièrement de votre état général en utilisant l'exemple de la page 17.

Établissez ainsi les correspondances avec les différents chakras et les éléments de la nature.
Utilisez cette page autant de fois que nécessaire.

État physique État psychique	douleurs/maux	localisation	chakras/nadis	éléments	Bienfaits/qualité/propriétés
anxiété	spasmes	estomac	pingala	soleil	relation système nerveux contrôle l'énergie digestive
			anahata	feu	évacuation stress, anxiété stimule fonctionnement intestin grêle

L'ancrage à la terre c'est également : manger, rire entre amis, écouter de la musique. Pratiquez aussi une activité complémentaire comme le yoga, le thaï chi, la méditation.

Et surtout amusez-vous quoi que vous fassiez !

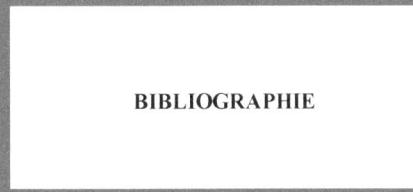

- Manuel des Chakras : De la théorie à la pratique Shalila Sharamon (Auteur), Bodo J. Baginski (Auteur) (Illustrations Chakras/Nadis)

- Azuréa énergéticienne: http://azurea34.e-monsite.com/ L'énergie de la Nature au service du Mieux Être, Illustration lignes énergétiques .

- Philippe-William Sainclair http://philippe-william sinclair.com/2013/09/23/comment-sancrer-a-la-terre- pour-mieux-vivre-les-transformations-a-venir/ J'imagine cette Force nous ralliant toi et moi…

- Marie Menseau Formatrice http://eveil-a-soi.com/nouvelles-meditations-janvier 2013/Fildor

- Ayurveda Energétique pour grand public vol 1/(Code: 9782351951576) Avec Idris Lahore, Emma Thyloch et Olivier Benhamou

- Approche globale du corps par le mouvement d'éveil corporel est une approche psycho corporelle et énergétique. www.marieselabonte.com

- Photographies (Saint Gilles) Luc Ollivier – Saint Denis de La Réunion

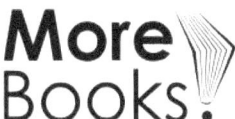
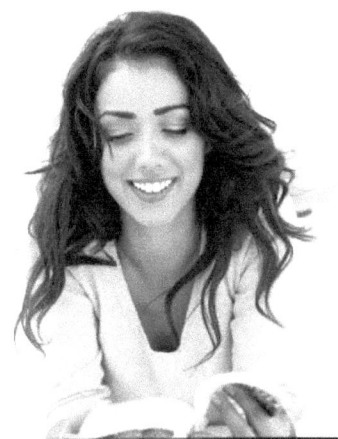

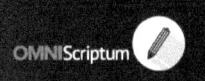

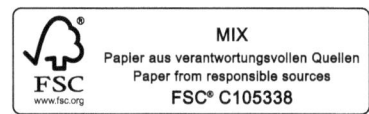
Printed by Books on Demand GmbH, Norderstedt / Germany